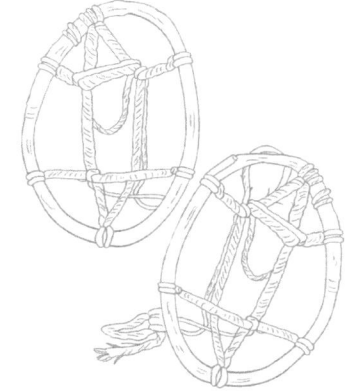

목차

맷돌	……	2	놋쇠 화로	…… 14
다리미	……	3	물지게	…… 15
짚신	……	4	벼루	…… 16
청사초롱	……	5	키	…… 17
설피	……	6	엽전	…… 18
일회용 카메라	……	7	요강	…… 19
교과서	……	8	전기밥솥	…… 20
승차권	……	9	소반	…… 21
오락기	……	10	따리	…… 22
책가방	……	11	풍로	…… 23
연필깎이	……	12	칠판지우개	…… 24
엿장수 가위	……	13		

곡식을 가는 도구, 맷돌

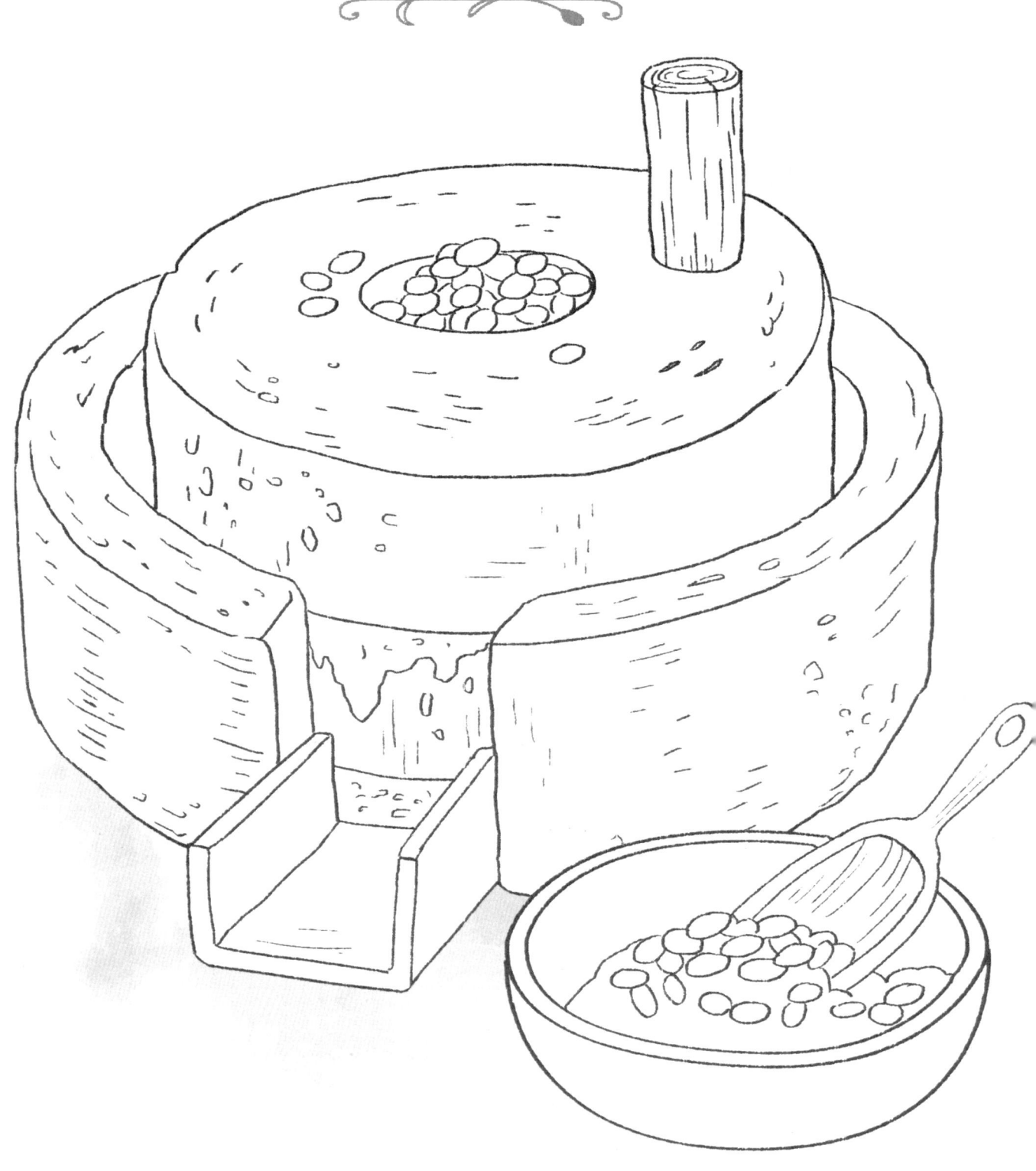

요즘에는 음식을 갈 때 어떤 주방 기계를 주로 사용하나요?

구김을 펴는 도구, 다리미

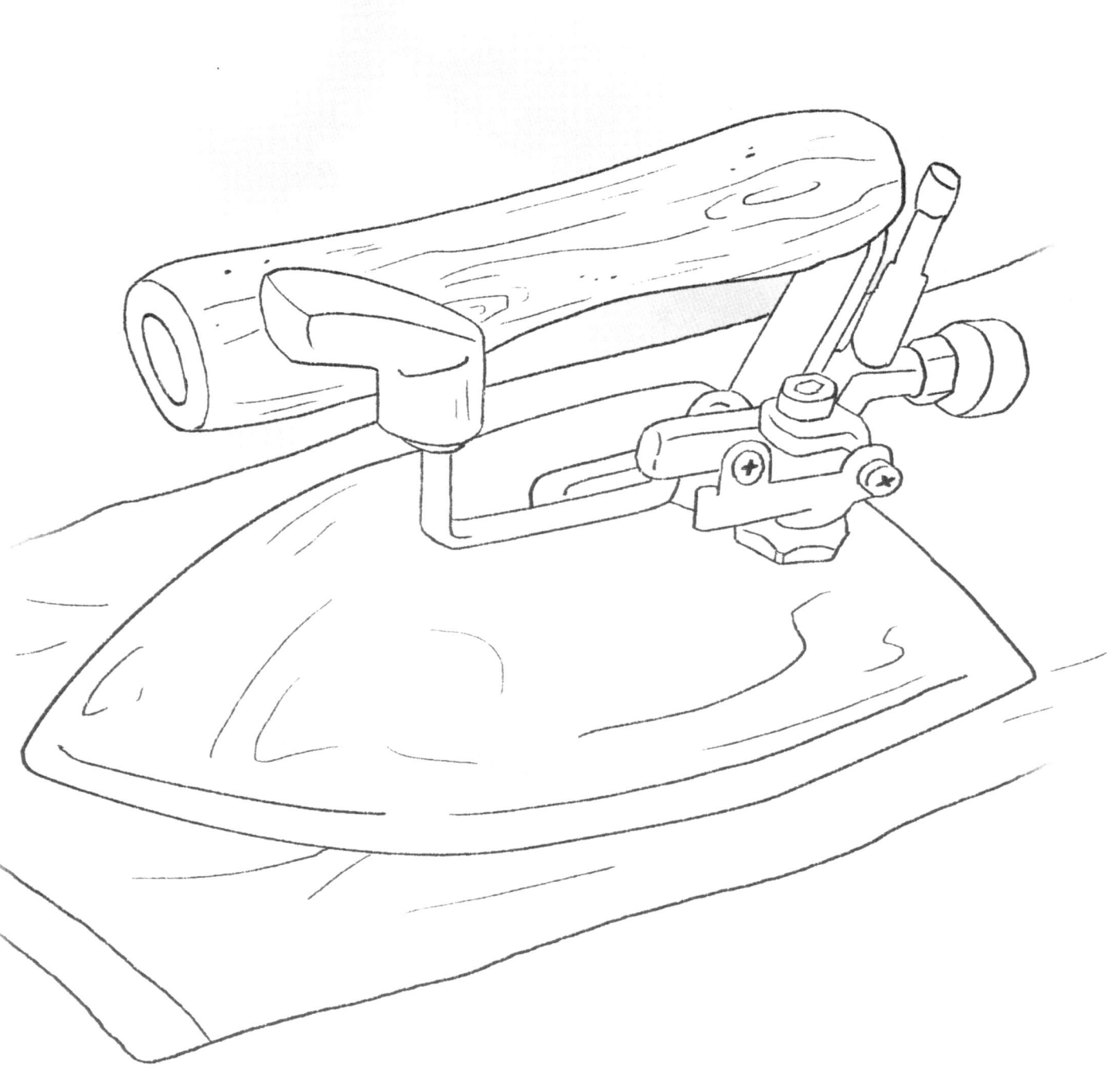

우리 집 다리미는 어디에 있나요?

볏짚으로 만든 신, 짚신

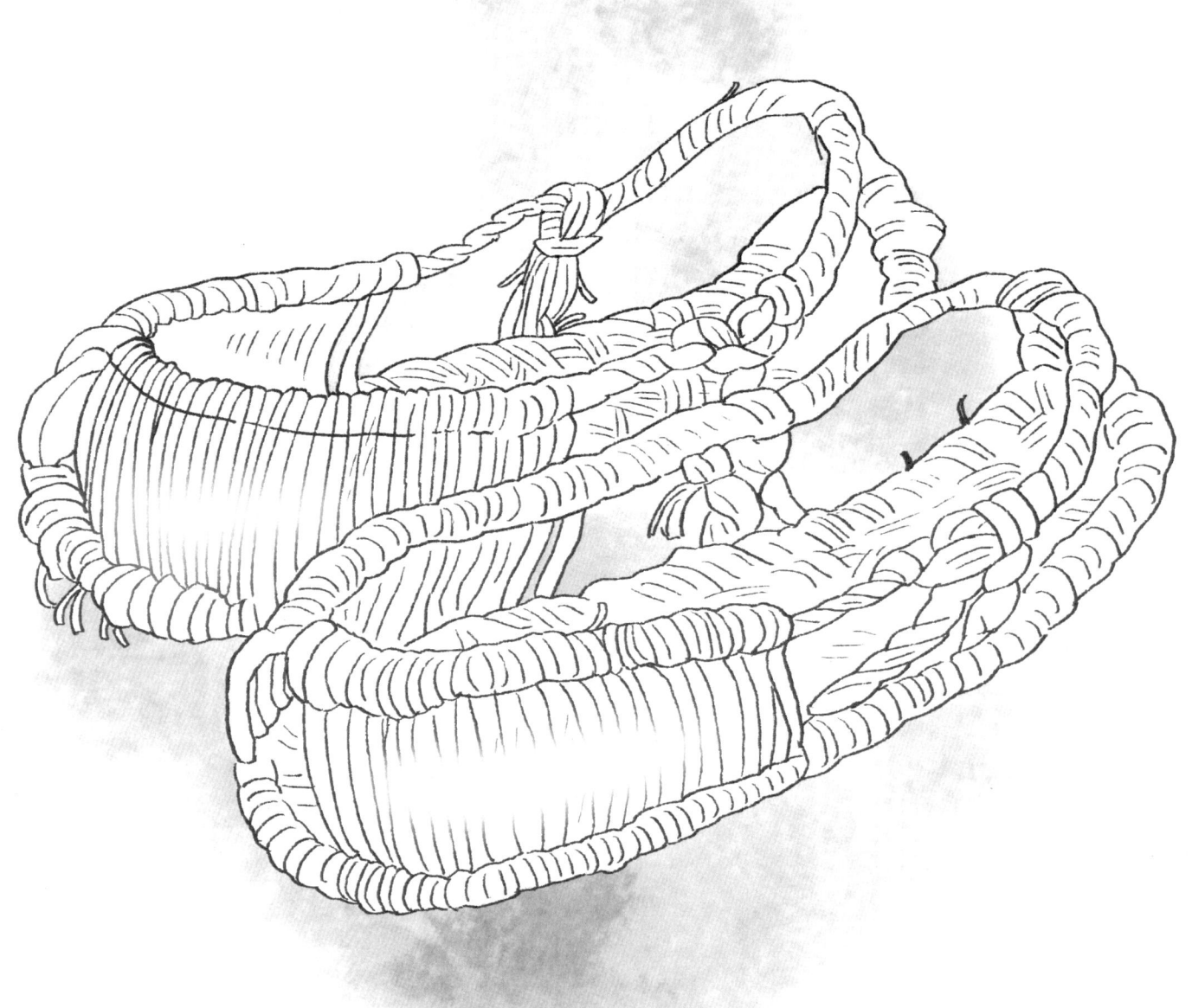

짚신이 들어가는 속담을 말해보세요.

붉은 천과 푸른 천으로 두른 청사초롱

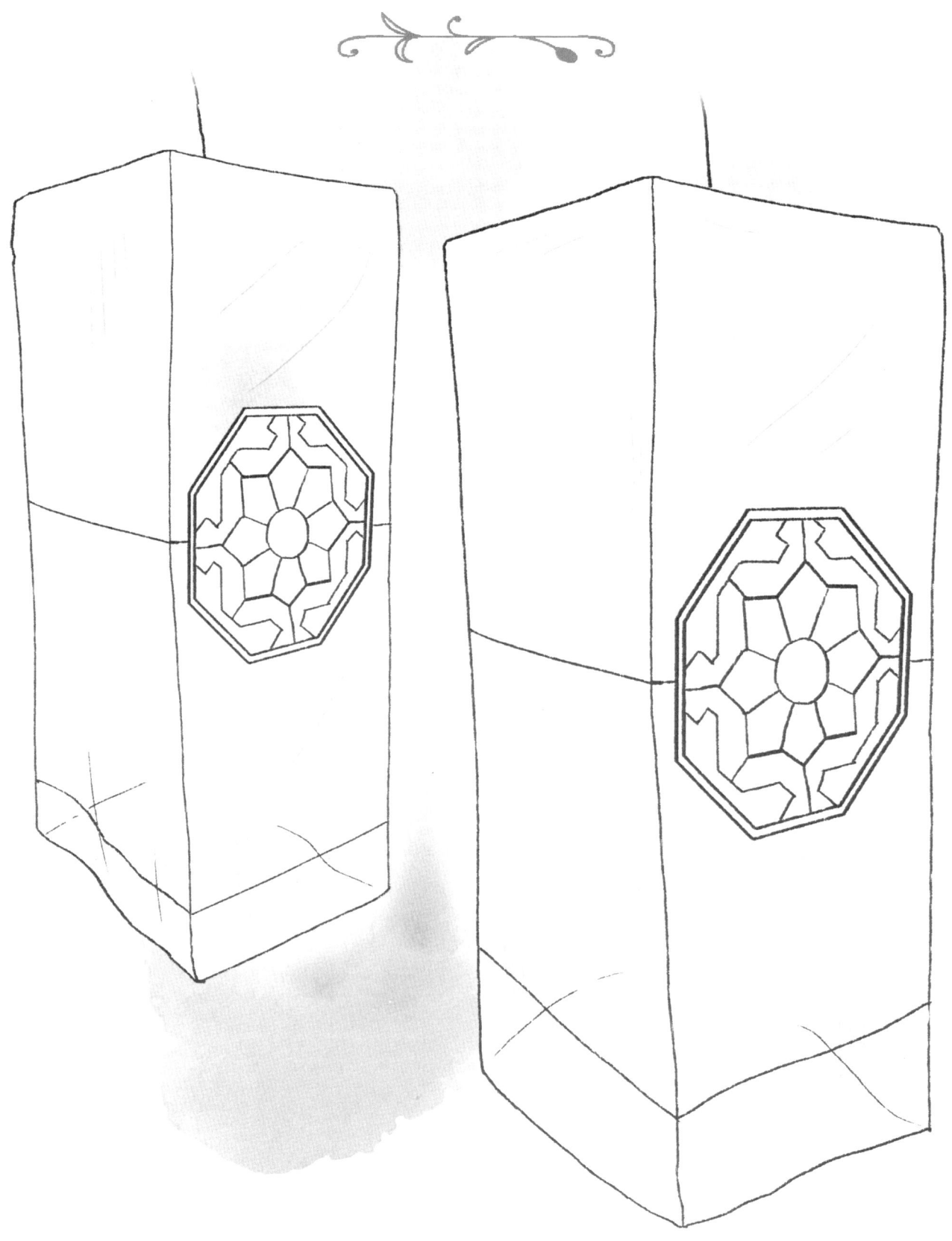

우리 집에 조명은 몇 개가 있나요?

눈 오는 날 필수품, 설피

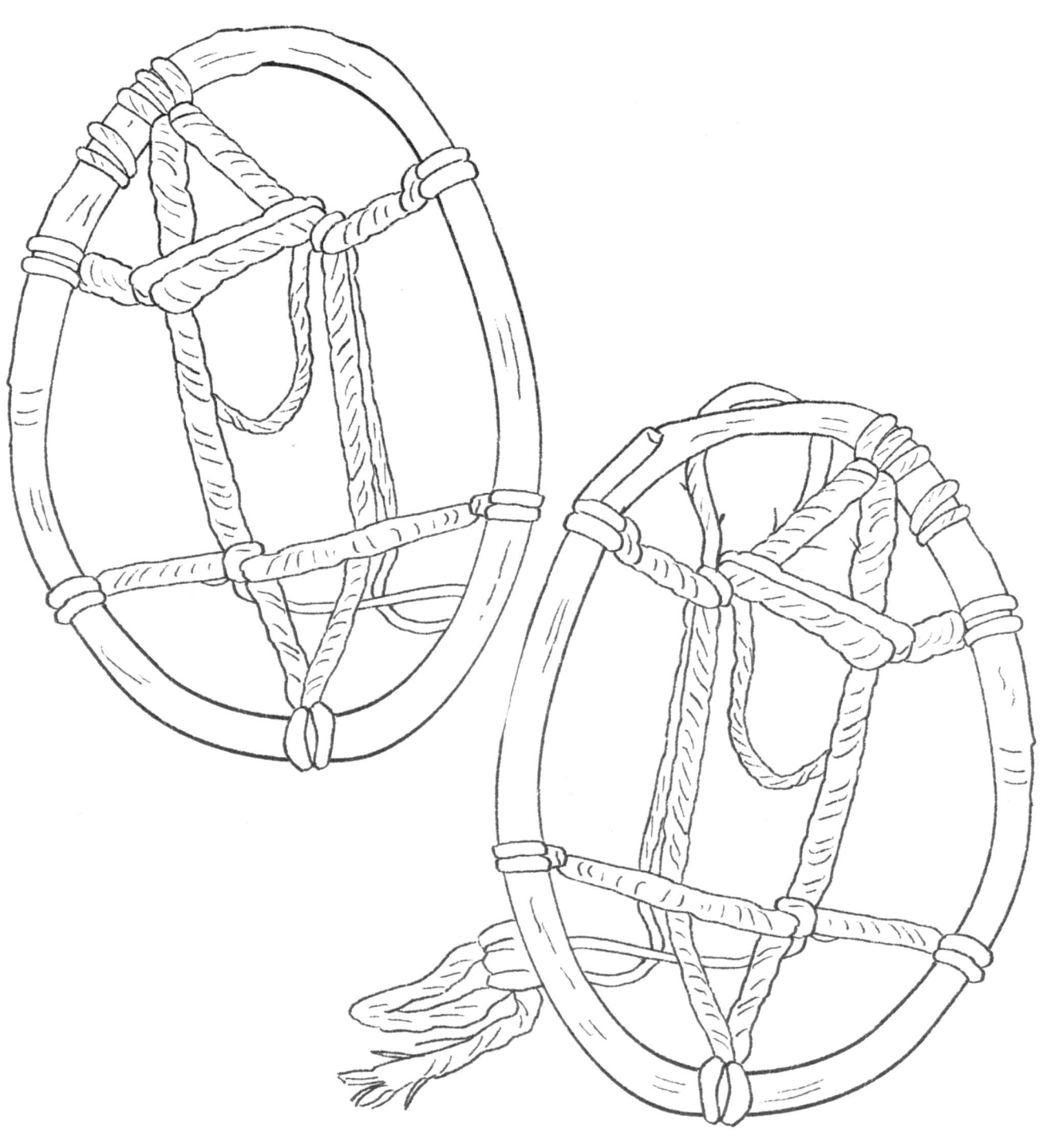

설피는 어디에 착용하는 물건인가요?

추억을 담는 일회용 카메라

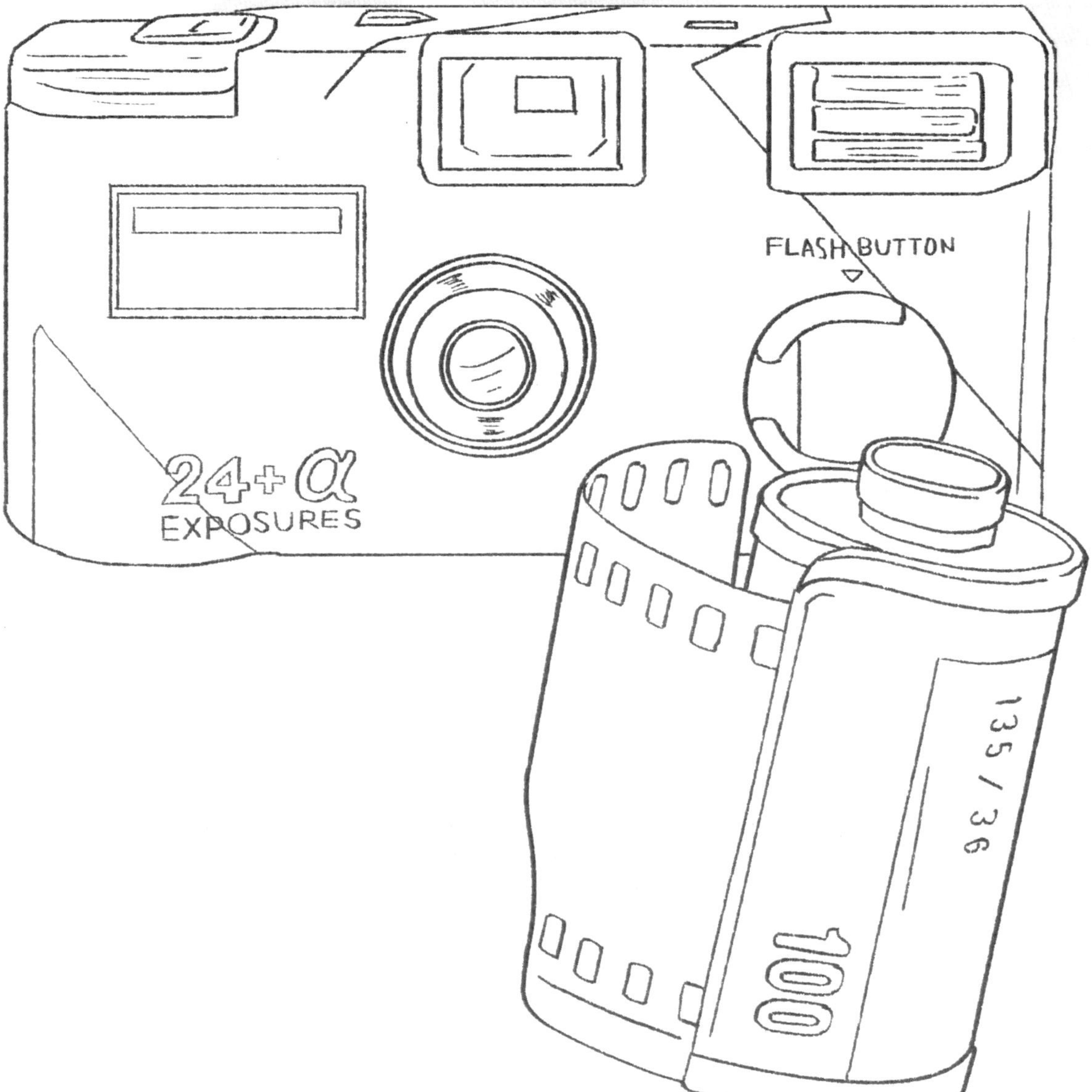

일회용 카메라를 인화해 본 적 있나요?

학창 시절 교과서

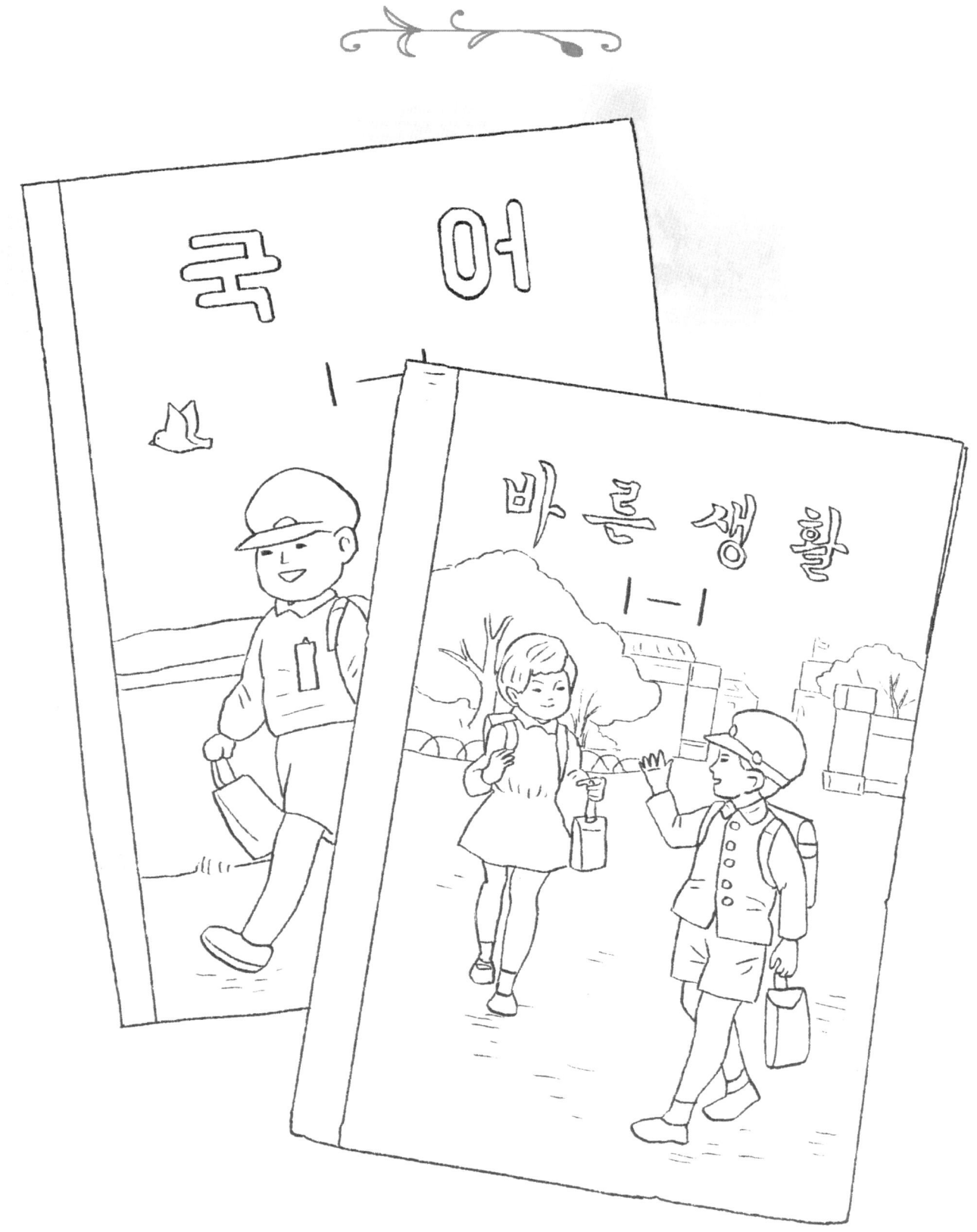

학창 시절 배웠던 과목 이름을 말해보세요.

교통카드 대신 필요했던 승차권

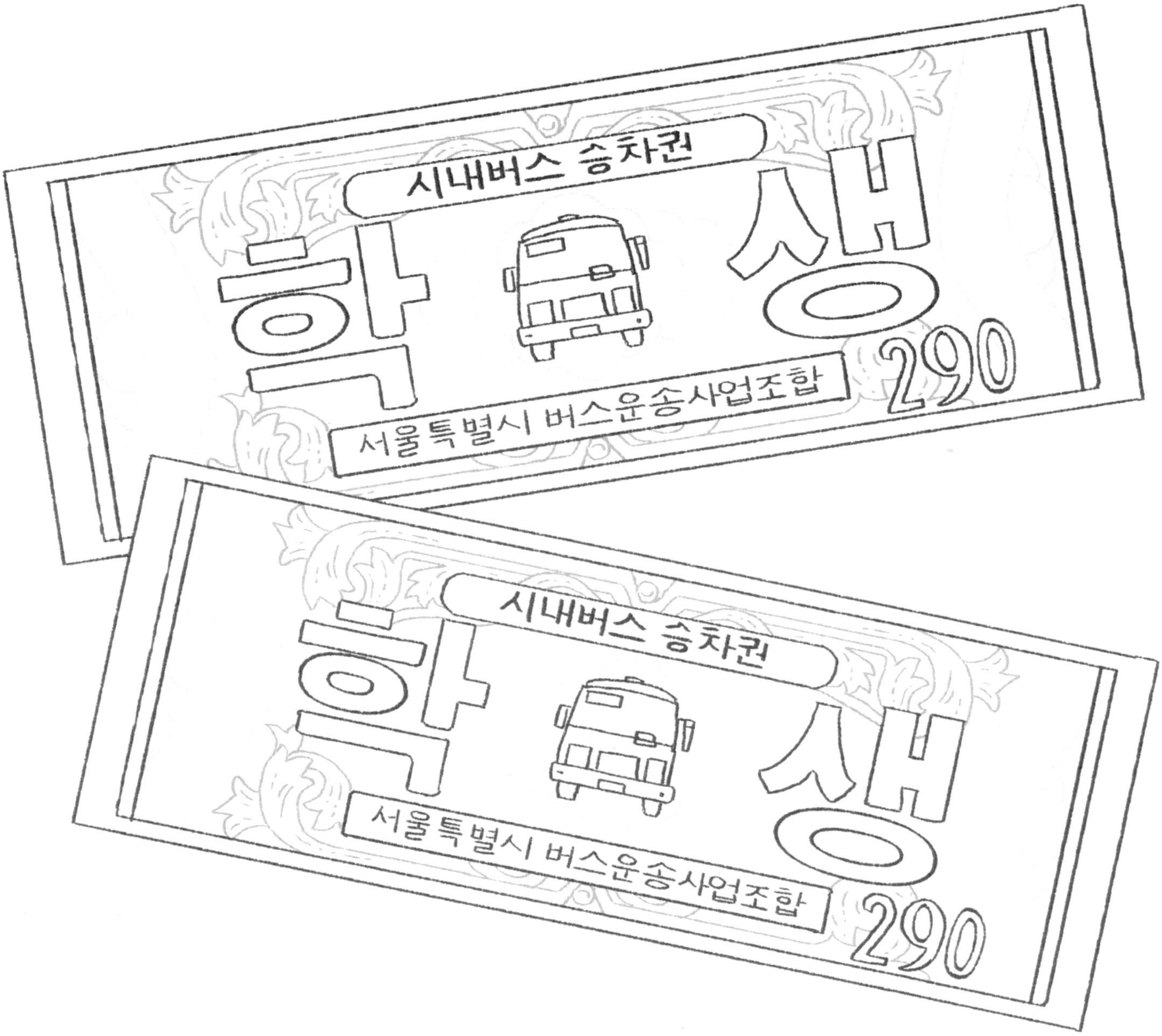

승차권을 내고 시내버스를 타본 적 있나요?

시간 가는 줄 모르는 즐거운 오락기

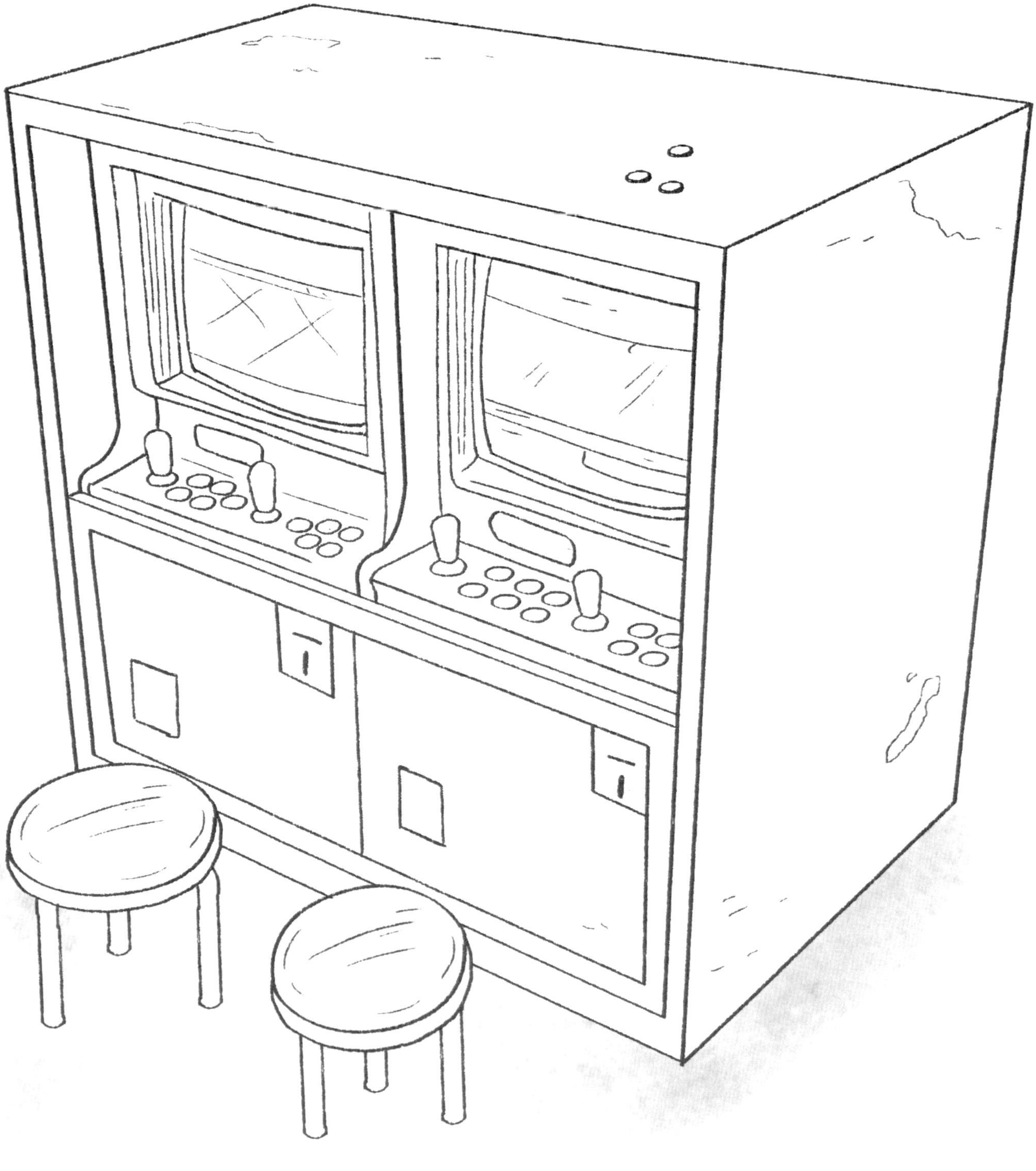

오락기와 관련된 추억이 있나요?

알록달록 캐릭터 책가방

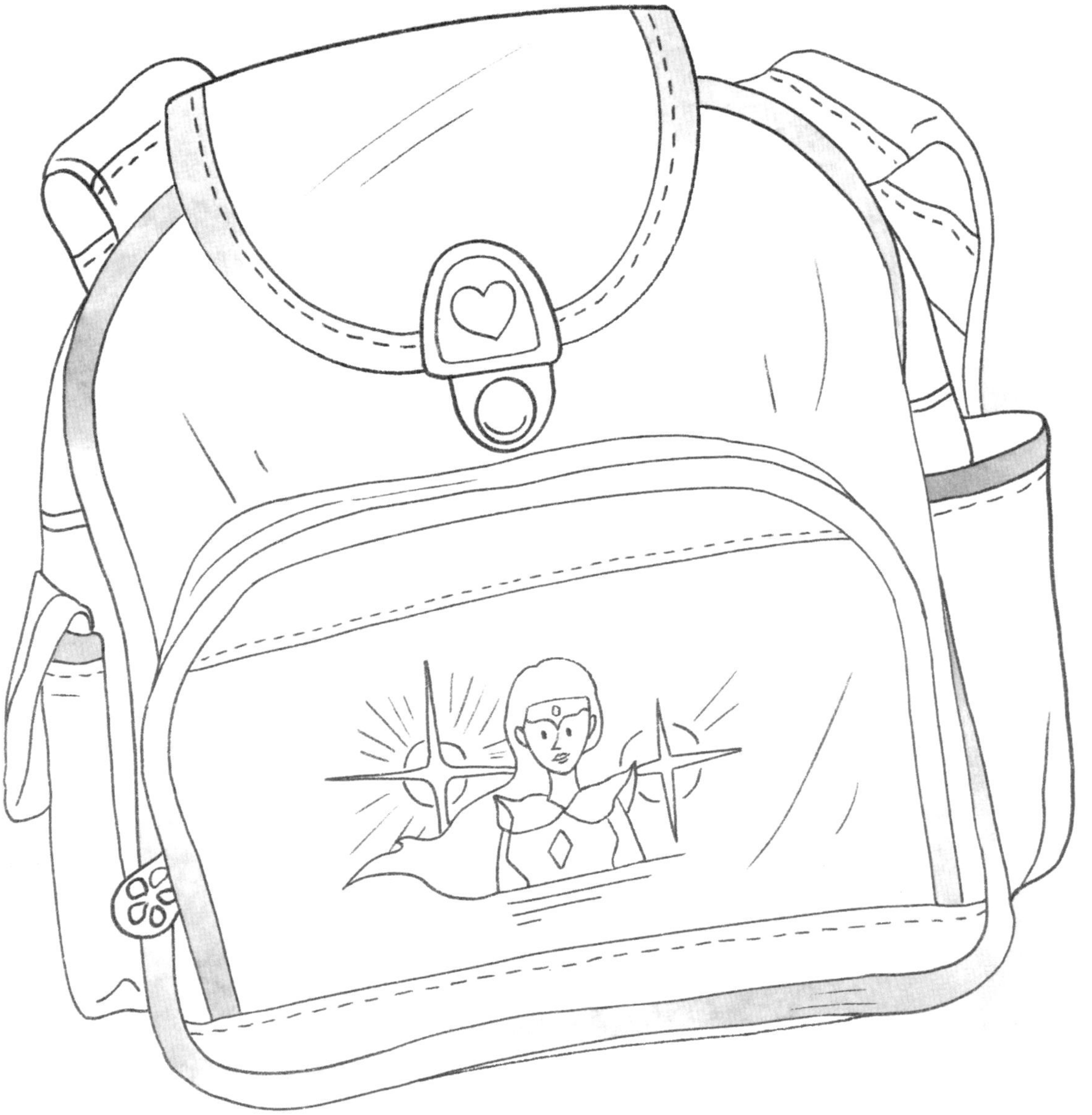

학창 시절 가장 좋아했던 캐릭터는 무엇인가요?

연필을 뾰족하게 깎아주는, 연필깎이

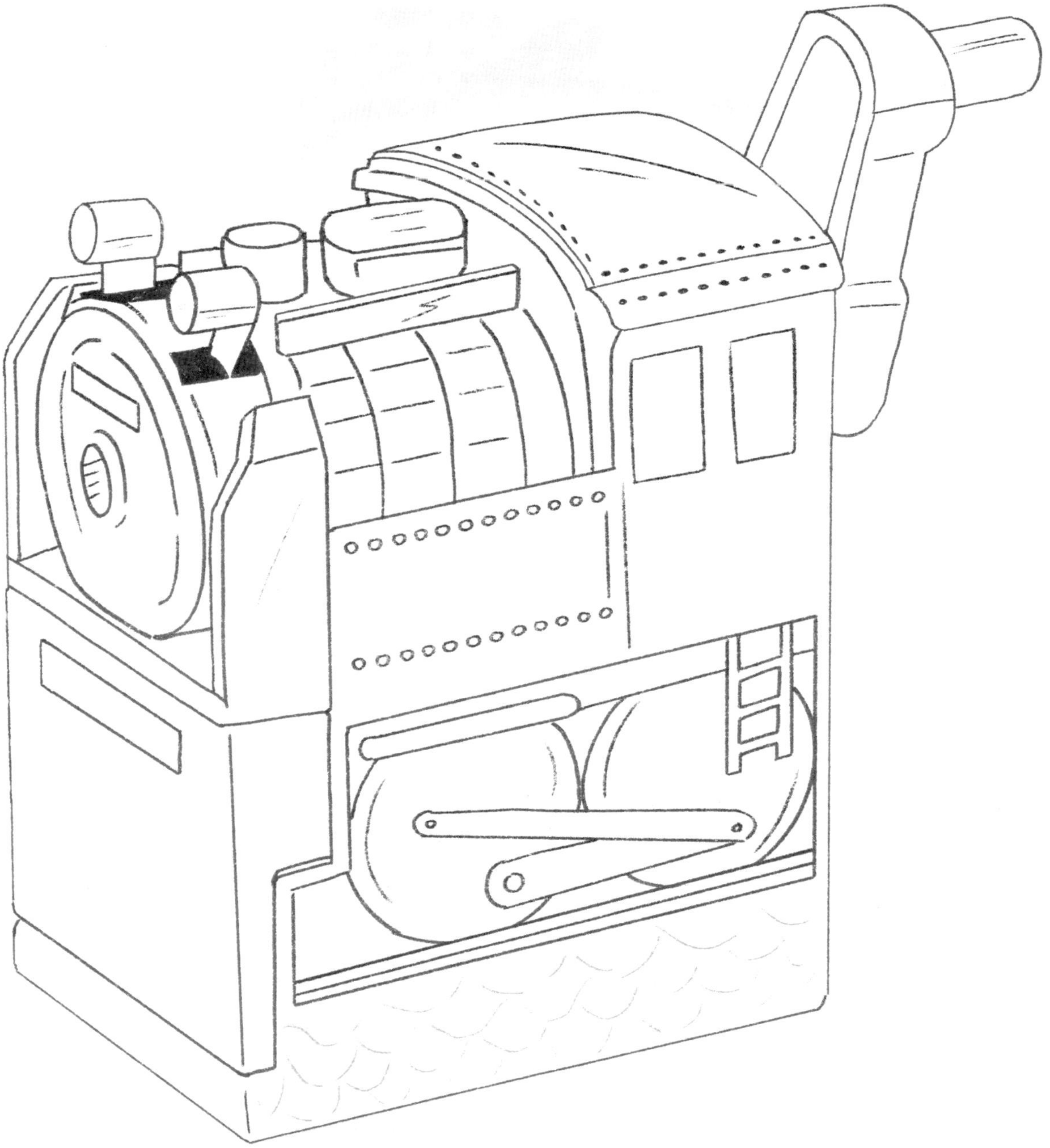

공부에 필요한 필기도구는 어떤 것들이 있나요?

철커덕철커덕, 엿장수 가위

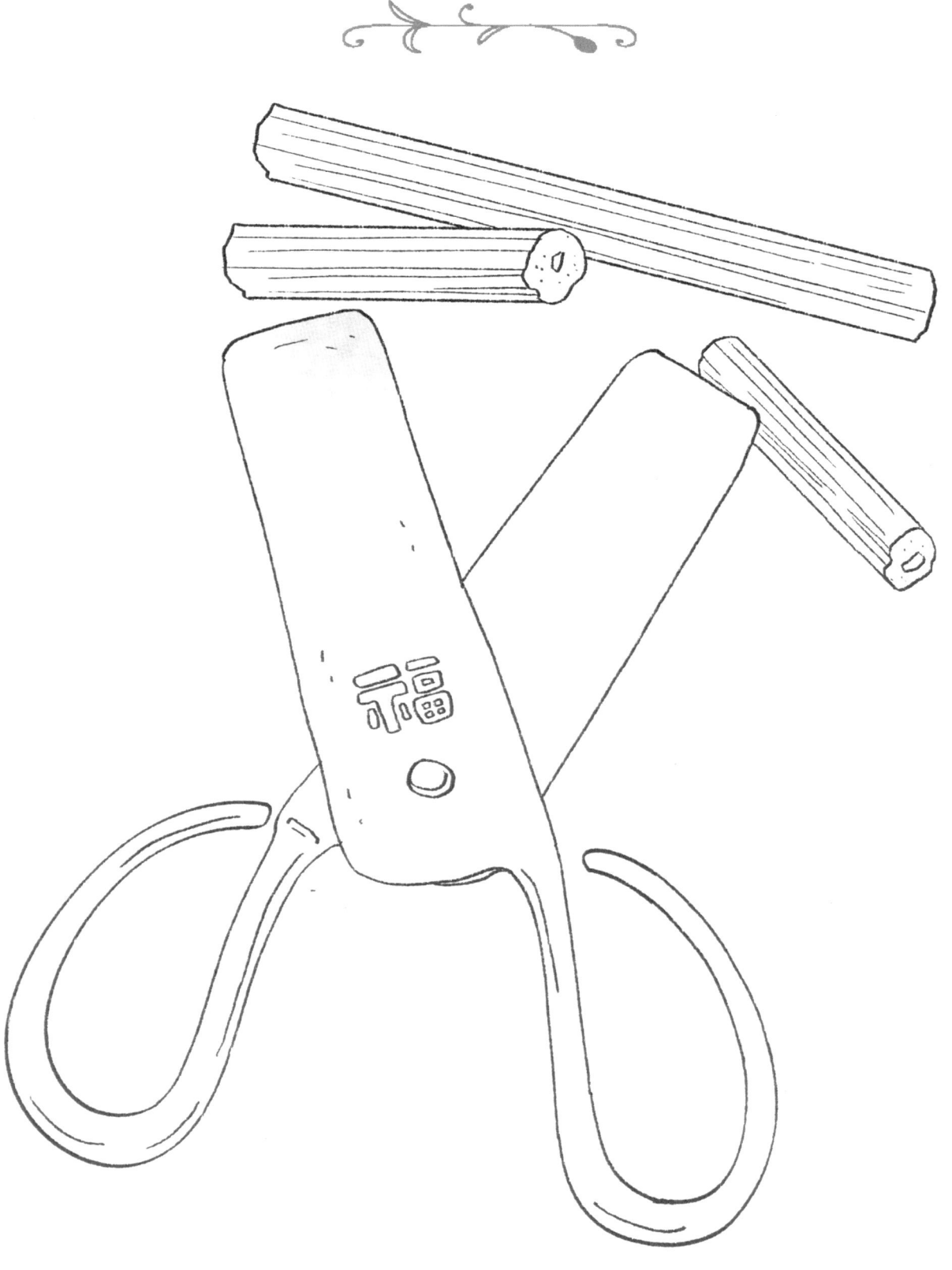

가장 즐겨 먹는 간식은 무엇인가요?

숯불을 담아 놓는 놋쇠 화로

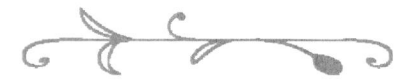

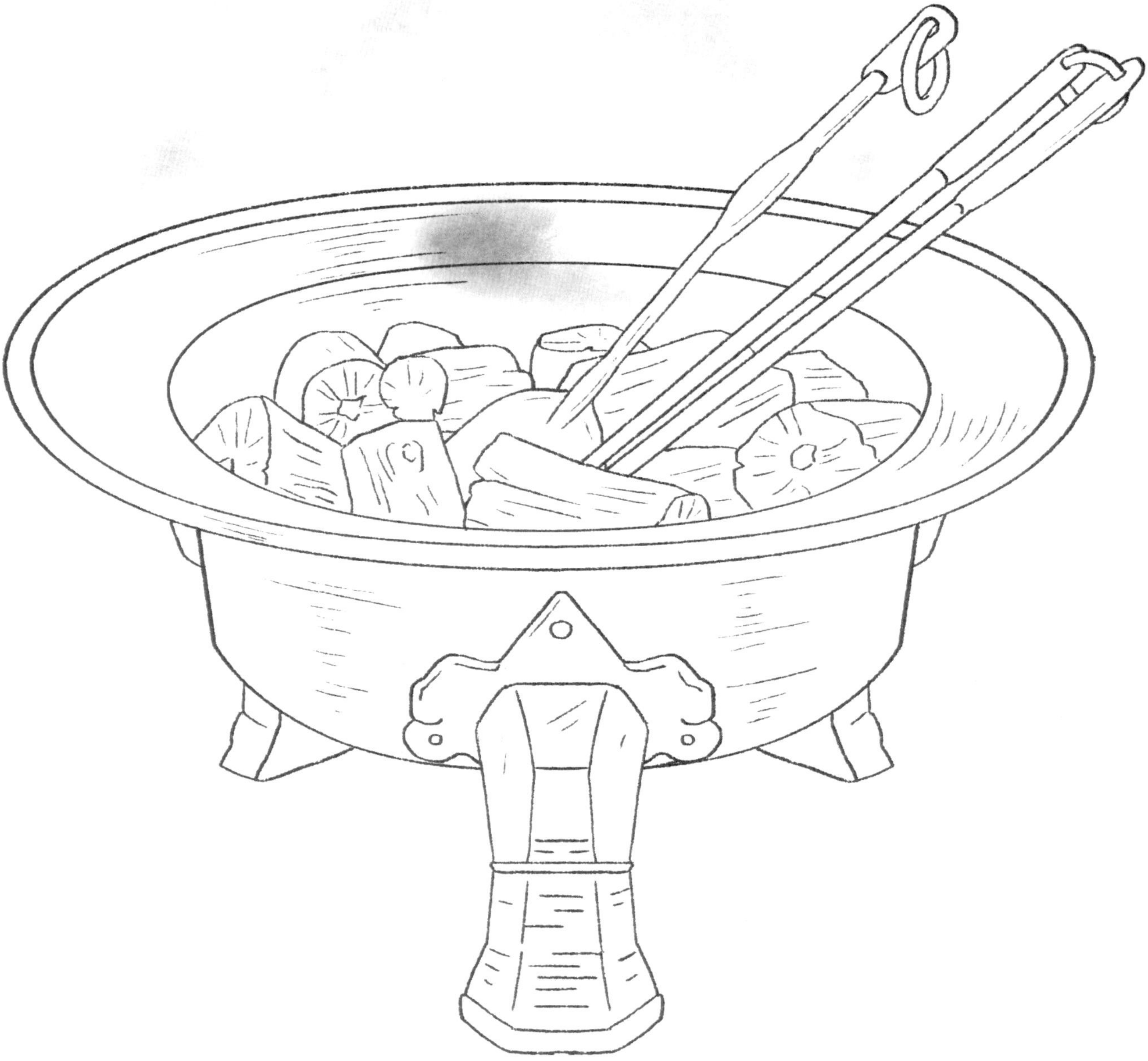

추위와 더위 중 어떤 것에 더 약한가요?

물을 길어 나르는 물지게

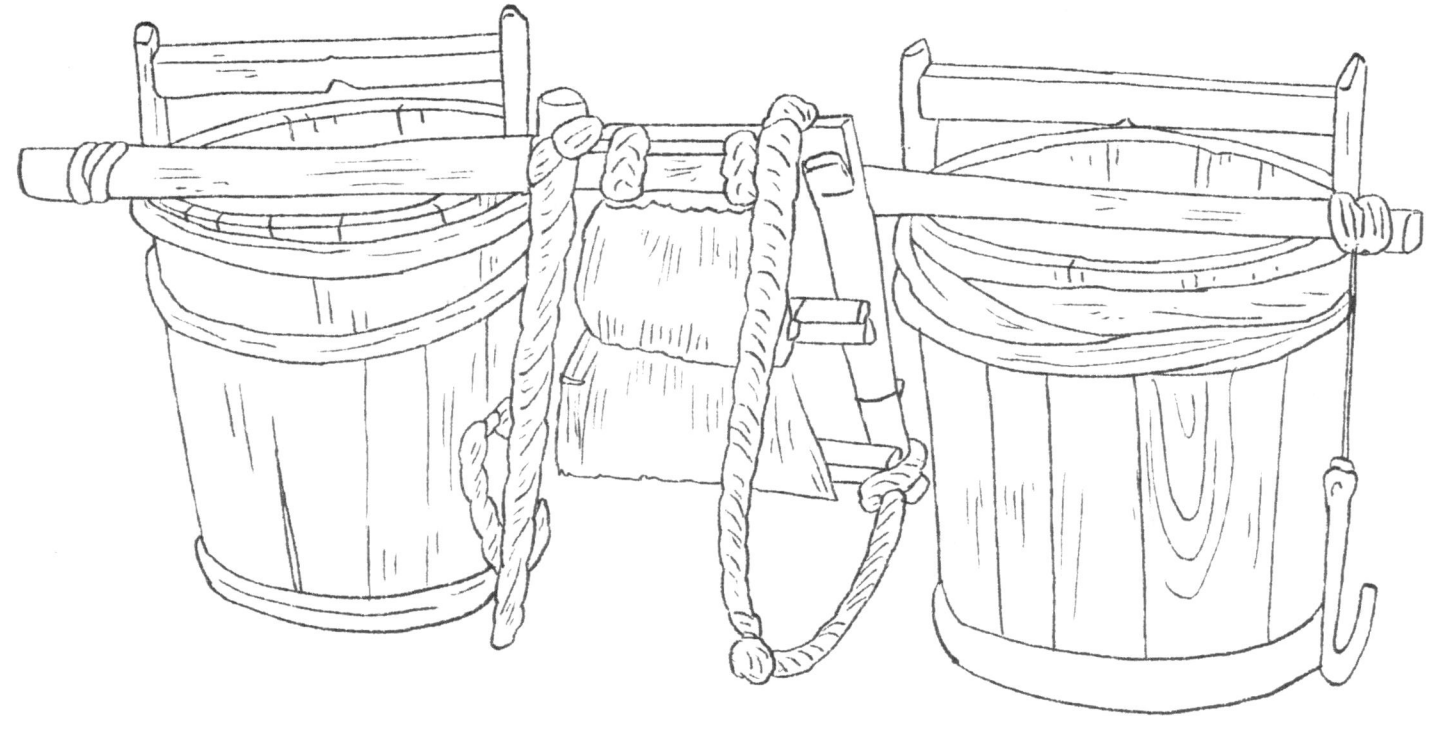

우물에서 물을 길어 본 적 있나요?

먹을 갈 때 쓰는 그릇, 벼루

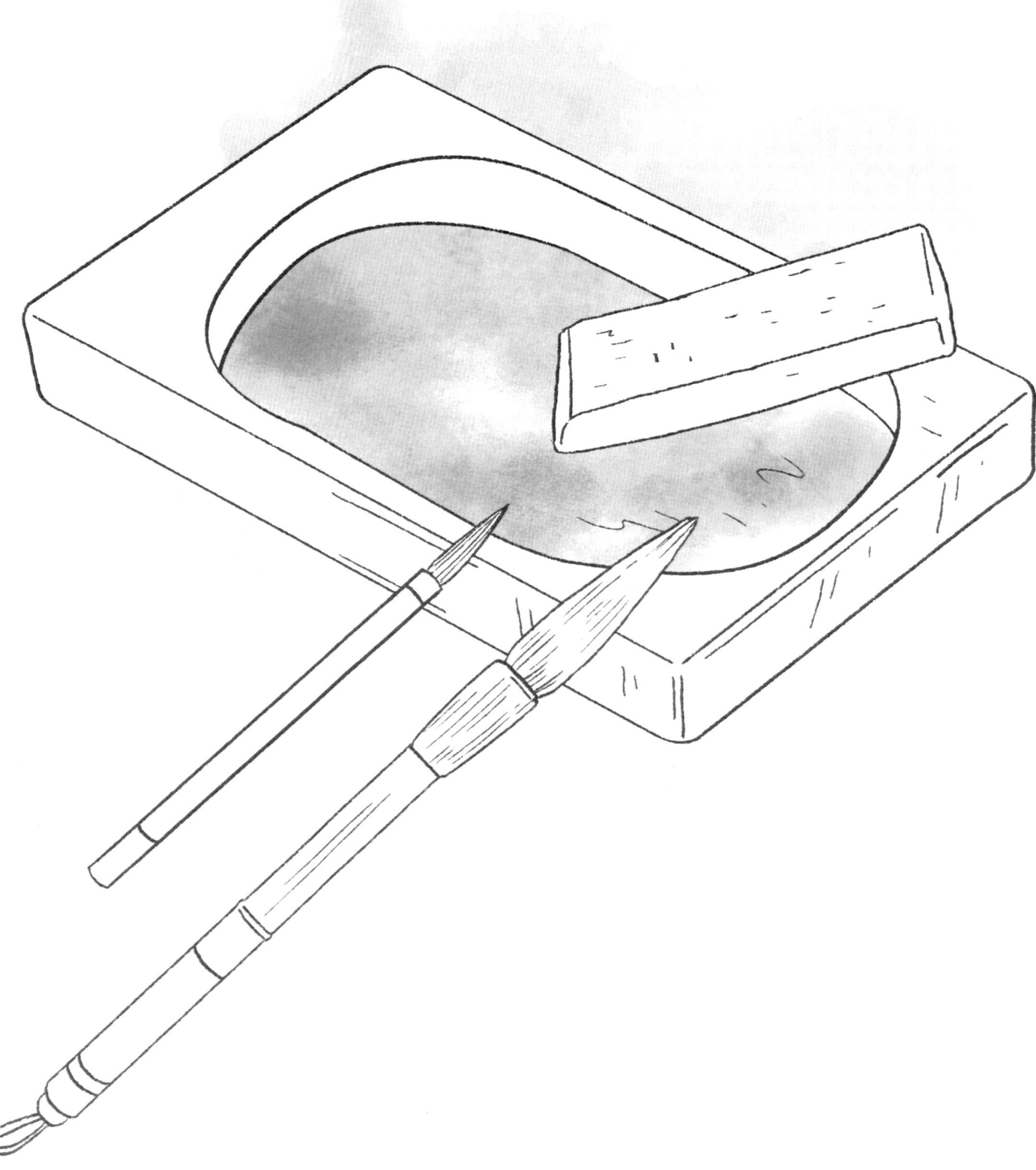

문방사우는 무슨 뜻인가요?

쭉정이나 티끌을 골라내는 키

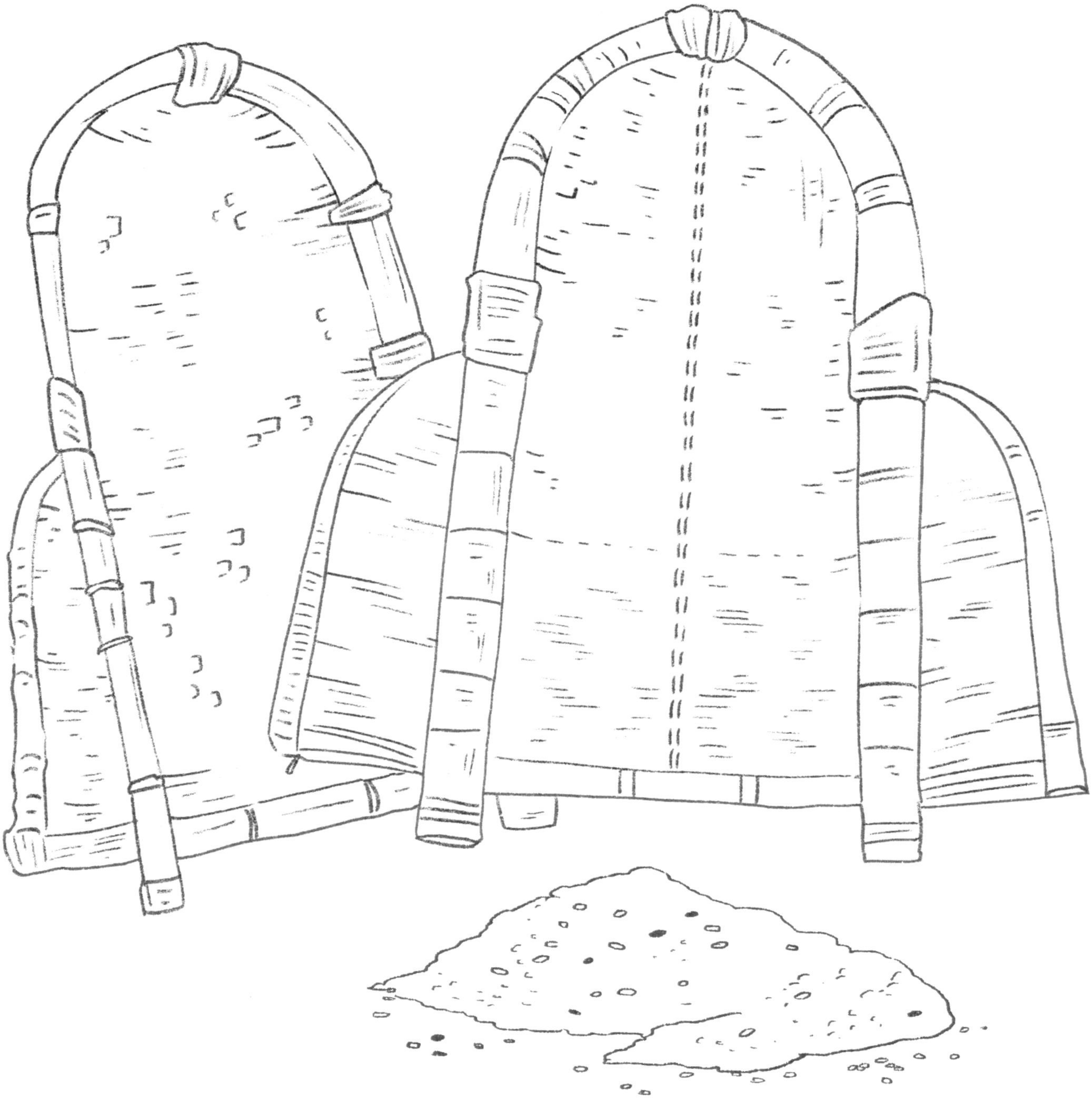

키를 사용하는 방법을 알고 있나요?

네모진 구멍이 있는 엽전

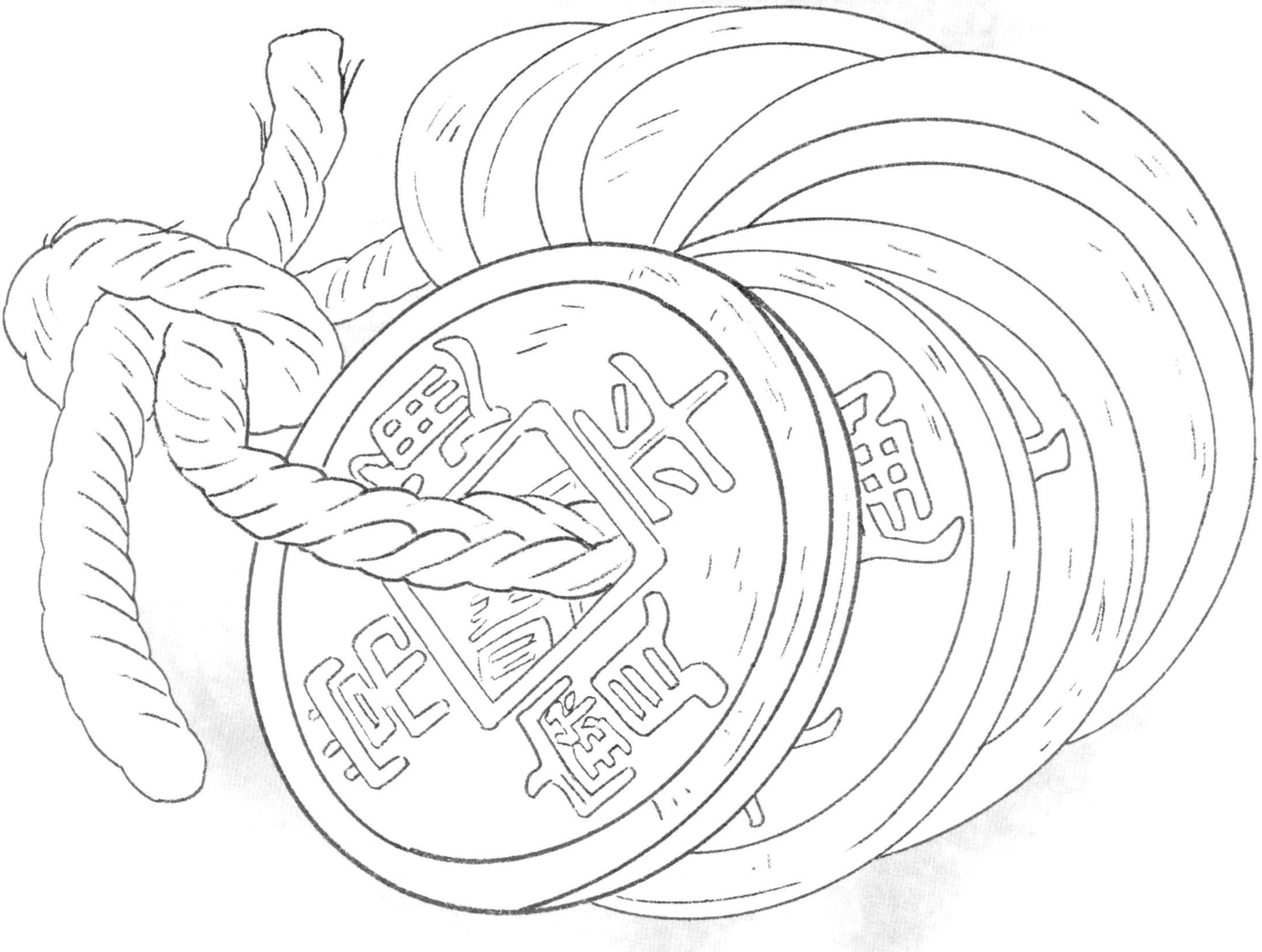

돈을 잘 관리하는 방법은 무엇일까요?

실내에 두고 사용하는 요강

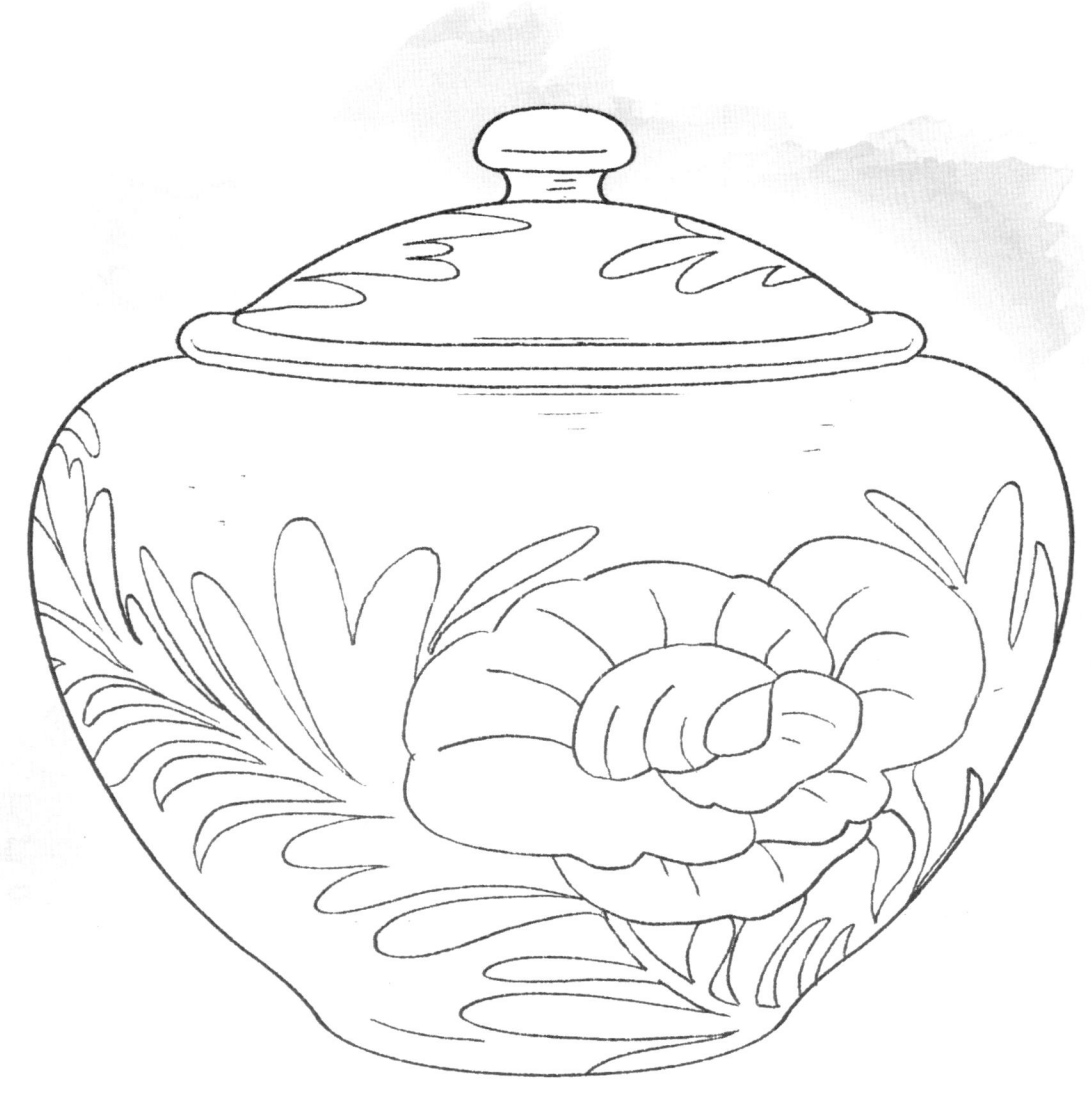

요강에 관련된 추억이 있나요?

밥을 지어주는 전기밥솥

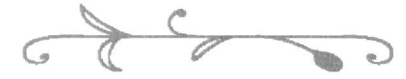

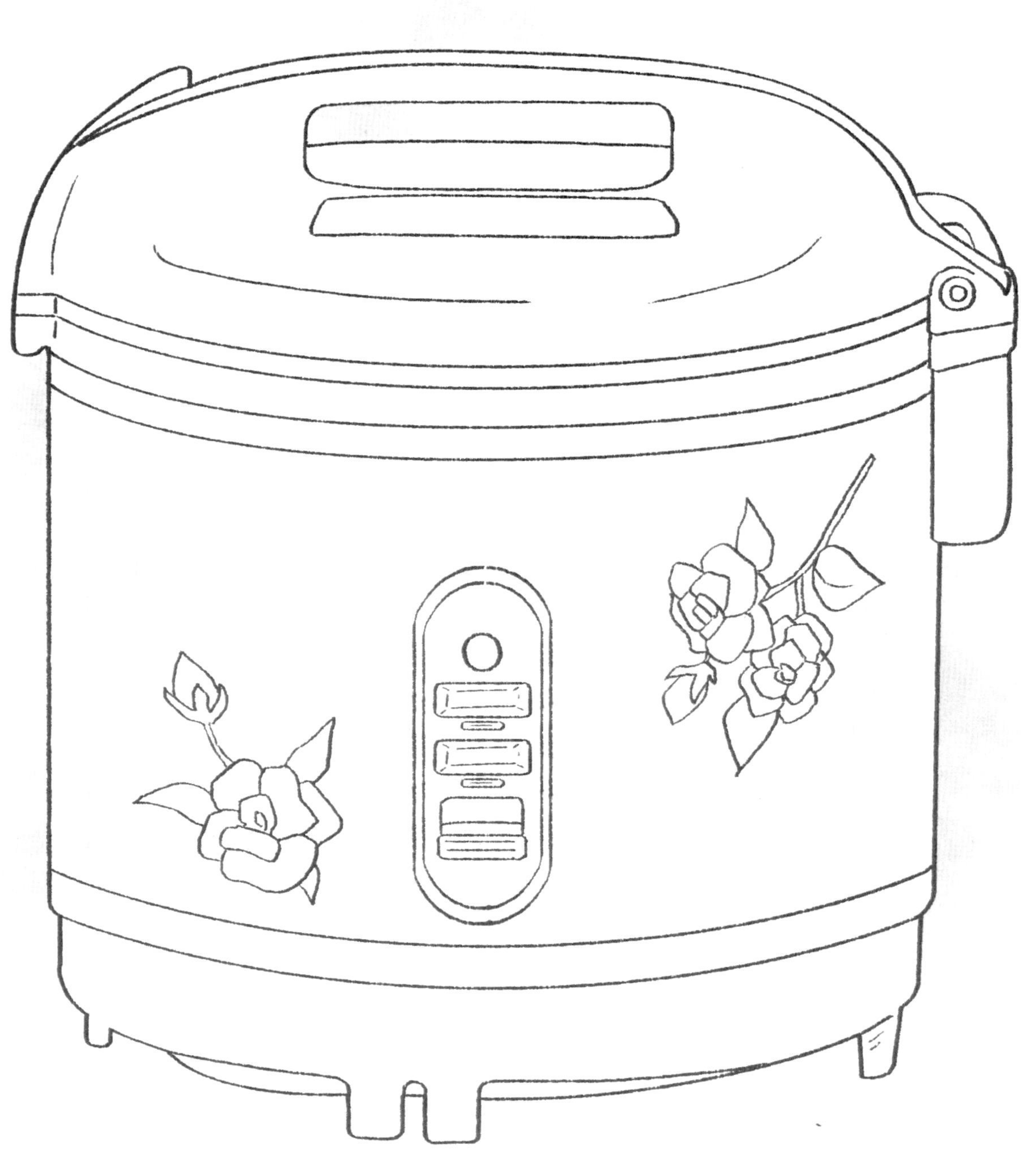

밥을 맛있게 짓는 방법을 말해보세요.

그릇을 올려놓는 작은 상, 소반

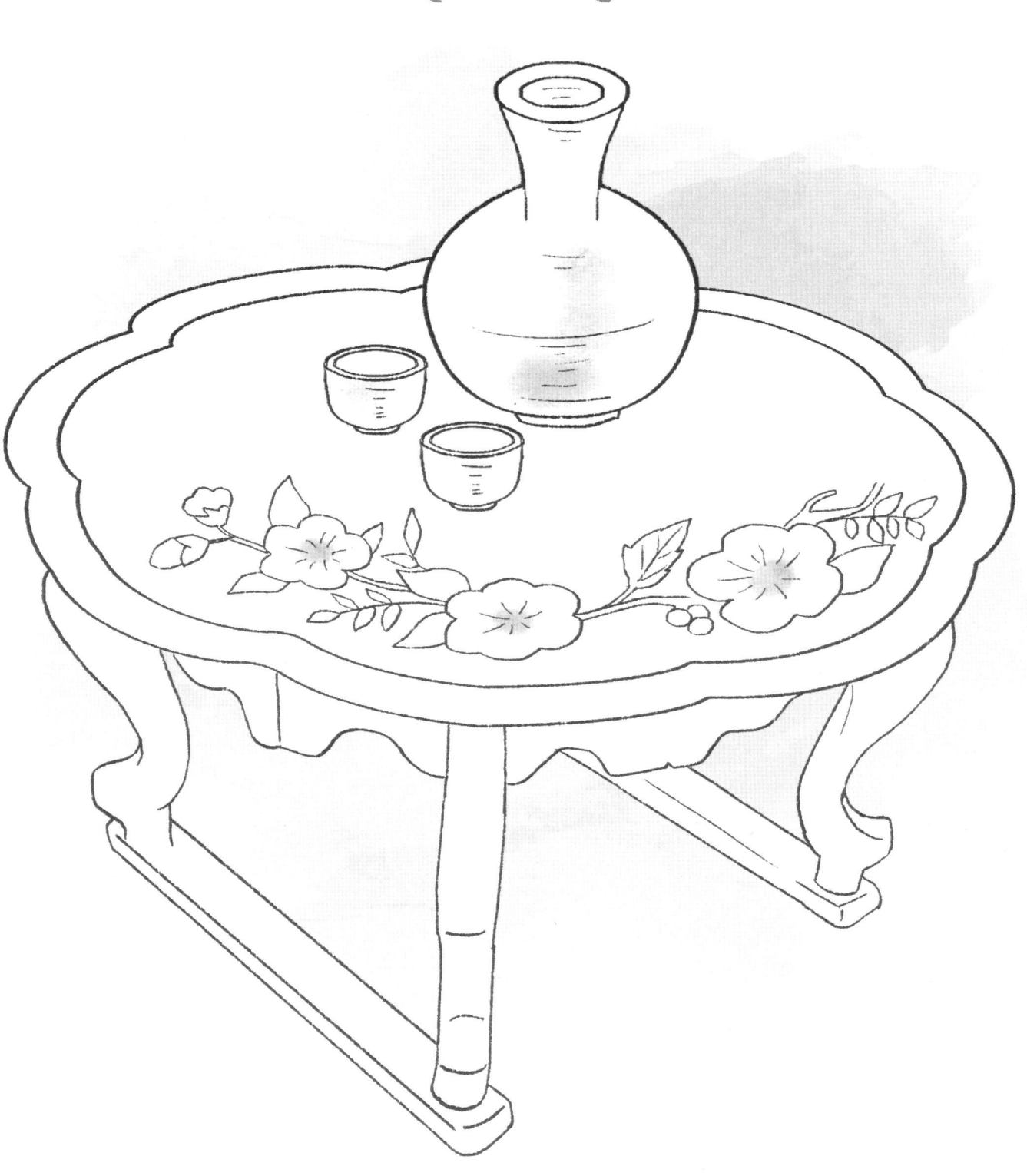

우리 집 소반은 무슨 색인가요?

짐을 머리에 일 때 필요한 따리

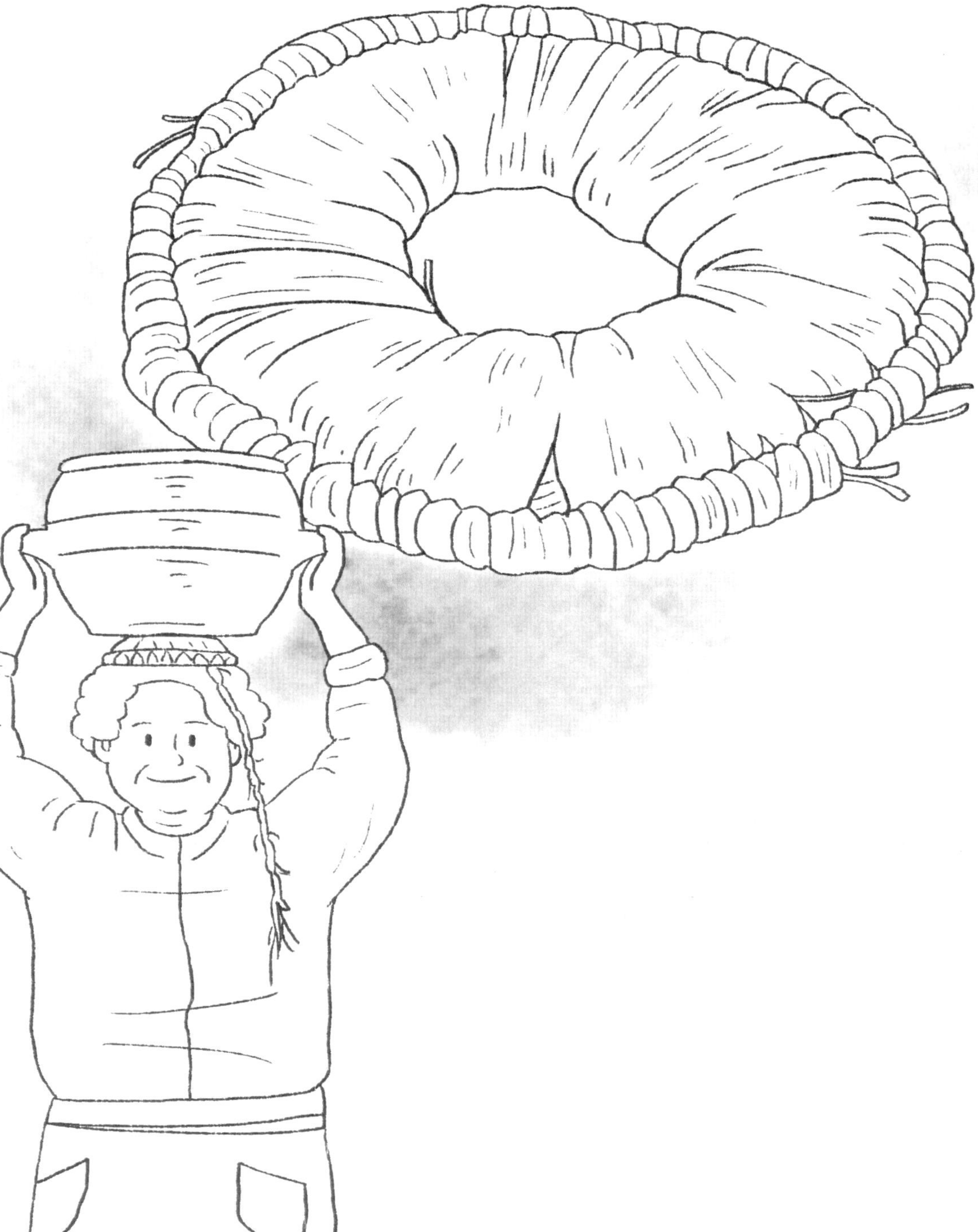

따리는 무엇으로 만들까요?

불이 잘 붙게 하는 풍로

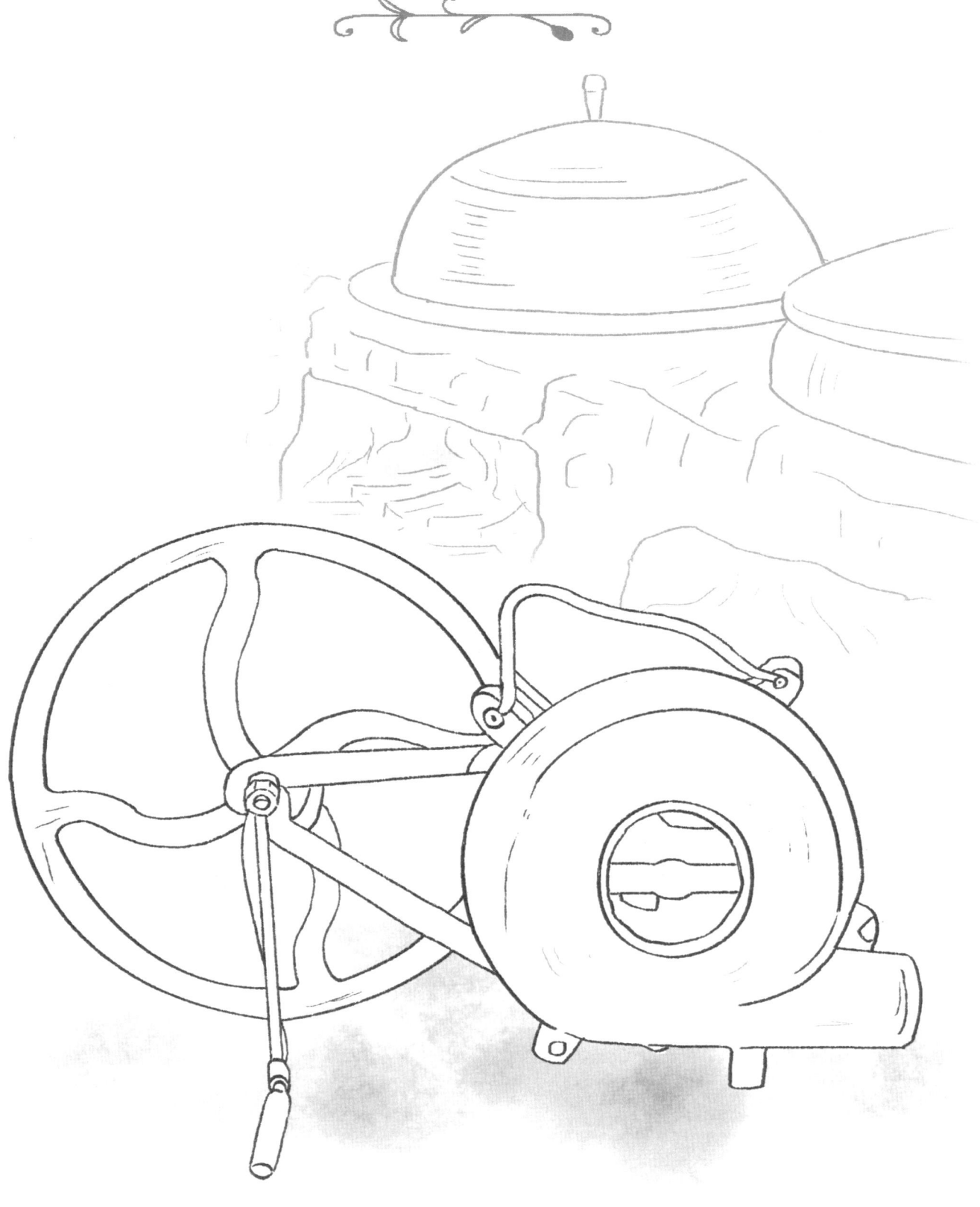

풍로는 어떻게 사용하는 물건일까요?

분필을 지워주는 칠판지우개

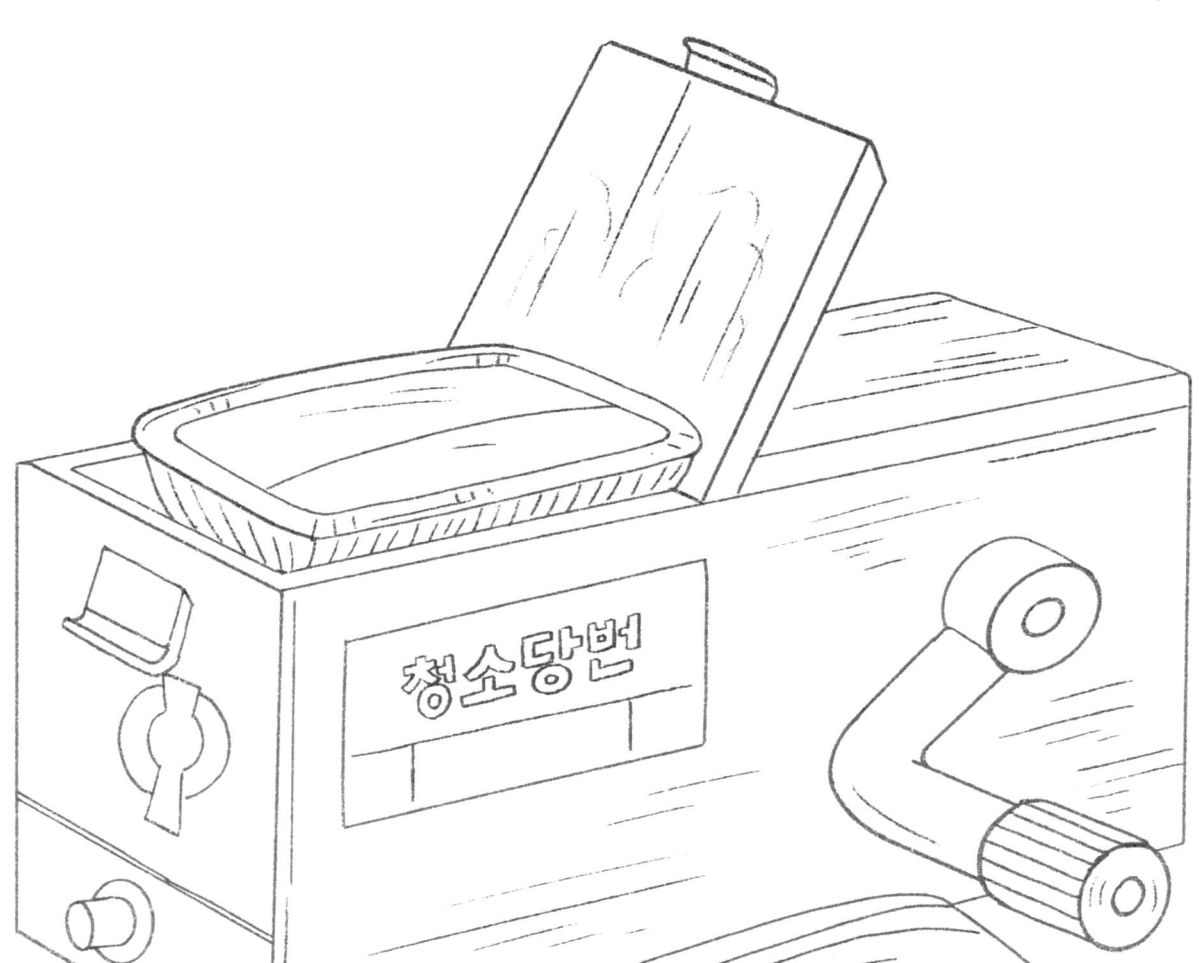

학창 시절 선생님께 혼난 기억이 있나요?